EMAGREÇA EM CASA

Plano de emagrecimento rápido e prático

ELIMINE ATÉ 7 KG EM UM MÊS

Sumário

Introdução - "Guia Definitivo: Emagreça com Exercícios Online em Casa" 3

Capitulo 1 - Era da Conveniência 4

Capitulo 2 - Preparando-se para Sucesso..............5

Capitulo 3 - Opções de Exercicios Online 6

Capitulo 4 - Montando plano de Treino..................7
Personalizado

Capitulo 5 - Nutrição e Bem-Estar 8

Capitulo 6 - Superando Desafios com 9
Motivação

Extra Indicação de treinos 11

Adaptando o Programa de Treino.........................14

Conclusão: Alcançando seu Melhor Eu 15

Introdução

Seja bem-vindo ao seu novo começo para uma vida mais saudável e ativa! Este livro foi cuidadosamente elaborado para ajudá-lo a atingir seus objetivos de emagrecimento sem precisar sair do conforto do seu lar. Com uma abordagem prática e acessível, você descobrirá como aproveitar ao máximo os recursos disponíveis na internet para transformar seu corpo e sua saúde.

Capítulo 1: A Era da Conveniência

O avanço da tecnologia e a disseminação da internet tiveram um impacto significativo na maneira como abordamos a prática de exercícios e a manutenção da nossa saúde. A disponibilidade de recursos online, como vídeos de treinamento, aplicativos e comunidades virtuais, transformou completamente a forma como buscamos nos manter saudáveis e em forma. Anteriormente, as opções para exercícios e orientações de saúde muitas vezes estavam limitadas a academias, livros ou consultas com profissionais. No entanto, com a proliferação da tecnologia, esses recursos se tornaram acessíveis a partir do conforto da nossa própria casa. Os vídeos de treinamento online oferecem uma variedade de opções, desde exercícios de alta intensidade até ioga relaxante, permitindo que as pessoas escolham conforme suas preferências e objetivos. Os aplicativos de fitness são outra ferramenta valiosa que aproveita a tecnologia para oferecer programas personalizados, rastreamento de progresso e lembretes de exercícios, tornando mais fácil para as pessoas manterem-se motivadas e comprometidas com suas metas de condicionamento físico. Além disso, as comunidades online criaram espaços onde as pessoas podem compartilhar experiências, dicas e motivação. Isso cria um senso de comunidade e apoio, o que pode ser fundamental para manter o foco e a determinação ao longo do tempo.

Capítulo 2: Preparando-se para o Sucesso

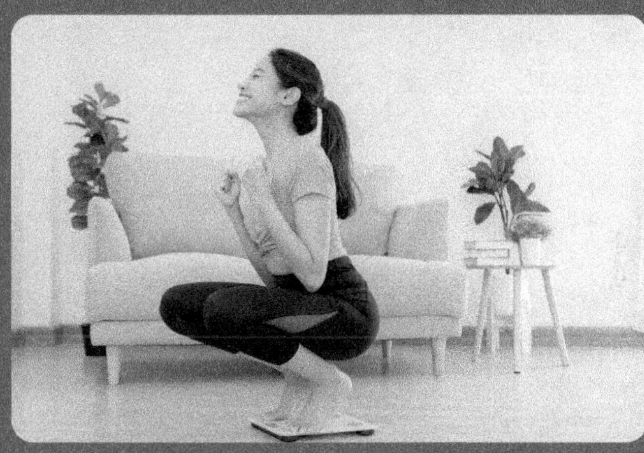

Antes de mergulhar de cabeça nos treinos online, é importante preparar-se mental e fisicamente para o sucesso. Neste capítulo, discutiremos estratégias para estabelecer metas realistas, criar um ambiente propício para o exercício em casa e superar desafios comuns que podem surgir durante o processo de emagrecimento.

Capítulo 3: Opções de Exercícios Online

As opções de exercícios online são vastas e oferecem uma variedade de escolhas para pessoas de todos os níveis de condicionamento físico e preferências. Aqui estão algumas das principais opções disponíveis:

1. Vídeos de Treinamento no YouTube: Uma variedade de vídeos de treinamento em diferentes estilos e níveis de dificuldade.
2. Aplicativos de Fitness: Oferecem programas personalizados, planos de exercícios e rastreamento de progresso.
3. Plataformas de Fitness Online: Oferecem acesso a treinos sob demanda, aulas ao vivo e planos personalizados por meio de assinaturas.
4. Redes Sociais e Comunidades Online: Instrutores e treinadores compartilham rotinas de exercícios e oferecem suporte gratuitamente.
5. Aulas Virtuais em Grupo: Academias e estúdios oferecem aulas ao vivo em grupo por meio de plataformas de videoconferência.

Essas opções proporcionam flexibilidade e conveniência para praticar exercícios em casa.

Capítulo 4: Montando Programa de Treino Personalizado

Neste capítulo, guiaremos você no processo de montagem de um programa de treino personalizado, adaptado às suas necessidades.

1. Defina seus objetivos: Estabeleça metas claras, como perda de peso, ganho de massa muscular ou melhoria da resistência cardiovascular.
2. Considere suas preferências: Escolha atividades que você goste e se adaptem ao seu estilo de vida para aumentar sua motivação.
3. Avalie sua condição física atual: Faça uma avaliação inicial para entender seu nível de condicionamento físico e suas limitações.
4. Variedade e equilíbrio: Inclua exercícios de cardio, treinamento de força, flexibilidade e equilíbrio para obter benefícios abrangentes.
5. Progressão gradual: Aumente a intensidade e o volume de exercícios gradualmente para evitar lesões e garantir resultados consistentes.
6. Inclua descanso e recuperação: Dê ao seu corpo tempo para se recuperar e evitar o excesso de treinamento.
7. Mantenha-se flexível: Esteja aberto a ajustes conforme necessário e ouça seu corpo durante o processo.

Capítulo 5 : Nutrição e Bem-Estar

1. Adicione mais vegetais: Incremente suas refeições com uma variedade de vegetais, fornecendo nutrientes essenciais e fibras para uma alimentação mais equilibrada.
2. Aumente a ingestão de água: Mantenha-se hidratado ao longo do dia, optando por água em vez de bebidas açucaradas, o que pode ajudar na digestão e no controle do apetite.
3. Reduza o consumo de alimentos processados e fast food: Priorize alimentos frescos e caseiros em vez de opções industrializadas, o que pode reduzir a ingestão de gorduras saturadas, sódio e aditivos artificiais.
4. Faça substituições saudáveis: Troque ingredientes menos saudáveis por opções mais nutritivas, como substituir óleos refinados por azeite de oliva extra virgem e escolher grãos integrais em vez de refinados.
5. Planeje suas refeições: Dedique um tempo para planejar suas refeições e lanches com antecedência, o que pode ajudar a evitar decisões impulsivas e escolhas pouco saudáveis.
6. Pratique o controle das porções: Aprenda a reconhecer porções adequadas para evitar comer em excesso e respeitar os sinais de fome e saciedade do seu corpo.
7. Mastigue devagar e desfrute das refeições: Dedique tempo para saborear cada mordida, o que pode ajudar na digestão e permitir que você se sinta mais satisfeito com menos comida.

Capitulo 6 - Superando Desafios com Motivação

Para superar obstáculos comuns e manter-se motivado em sua jornada de emagrecimento, é essencial aplicar estratégias simples e eficazes. Reconheça que desafios podem surgir ao longo do caminho e esteja preparado para enfrentá-los. Mantenha o foco em seus objetivos e utilize as seguintes estratégias.

você acompanhe seu progresso ao longo do tempo.

Mantenha-se flexível e adaptável: Esteja aberto a ajustes em seu plano quando necessário e seja resiliente diante de contratempos.

Encontre motivação interna: Descubra suas razões pessoais para emagrecer e mantenha essas motivações em mente sempre que enfrentar desafios.

Busque apoio e suporte: Compartilhe sua jornada com amigos, familiares ou grupos de apoio que possam oferecer encorajamento e apoio emocional.

Celebre suas vitórias: Reconheça e celebre cada conquista, por menor que seja, ao longo do caminho, isso ajudará a manter sua motivação elevada.

Cultive hábitos saudáveis: Priorize uma alimentação equilibrada, pratique atividades físicas regularmente e cuide de seu bem-estar mental.

Aprenda com os obstáculos: Encare os desafios como oportunidades de aprendizado e crescimento, e use essas experiências para fortalecer sua determinação.

Extra - Indicações de Treinos

Dia 1: Cardio

Aquecimento: 5-10 minutos de alongamento dinâmico
Cardio: Siga um vídeo de cardio online por 20-30 minutos, focando em movimentos que aumentem a frequência cardíaca e promovam a queima de calorias.
Resfriamento: 5-10 minutos de alongamento estático

Dia 2: Exercícios Localizados para Glúteos e Pernas

Aquecimento: 5-10 minutos de cardio leve (pular corda, correr no lugar)
Exercícios Localizados: Faça uma série de exercícios focados em glúteos e pernas, como agachamentos, lunges, levantamento de peso, e ponte de glúteo. Realize 3 séries de 12-15 repetições de cada exercício.
Resfriamento: 5-10 minutos de alongamento para glúteos, quadríceps e isquiotibiais

Extra - Indicações de Treinos

Dia 3: Exercícios para Membros Superiores

Aquecimento: 5-10 minutos de cardio leve (pular corda, correr no lugar)
Exercícios para Membros Superiores: Realize uma série de exercícios para braços, costas e peito, como flexões, remadas, levantamento de peso, e flexões de tríceps. Realize 3 séries de 12-15 repetições de cada exercício.
Resfriamento: 5-10 minutos de alongamento para os braços, ombros e peitoral.

Dia 4 - Exercicios localzados

Esses exercícios são frequentemente usados para fortalecer, tonificar ou desenvolver músculos específicos, além de corrigir desequilíbrios musculares. Exemplos comuns de exercícios localizados incluem flexões de braço para trabalhar os músculos do peito, curls de bíceps para os músculos do braço e agachamentos para os músculos das pernas.

Extra - Indicações de Treinos

Dia 5: Treino de Força:

- Agachamentos
- Flexões de braço
- Pranchas
- Levantamento terra (com ou sem pesos improvisados)
- Curl de bíceps com garrafas de água ou mochila pesada

Dia 6 - Treino Cardiovascular:

- Pular corda
- Corrida estacionária
- Burpees
- Polichinelos
- Subidas de escada

Extra - Indicações de Treinos

Dia 7: Treino HIIT (High-Intensity Interval Training):

- Alternar entre períodos de alta intensidade (por exemplo, 30 segundos de burpees) e períodos de recuperação (por exemplo, 30 segundos de descanso) por 15-20 minutos.
- Exemplos de exercícios para o HIIT incluem saltos, sprint no lugar, agachamentos com salto, entre outros.

Dia 8 - Yoga e Alongamento:

- Prática de yoga para melhorar flexibilidade, equilíbrio e relaxamento.
- Rotinas de alongamento para aliviar a tensão muscular e melhorar a mobilidade.

Extra - Indicações de Treinos

Dia 9: Treino Funcional:

- Exercícios que imitam movimentos do dia a dia, como levantar objetos do chão, empurrar, puxar e girar.
- Utilização de objetos domésticos como pesos improvisados.

Dia 10 - Treino de Core:

- Treino de Core:
- Pranchas (frontal, lateral e prancha com elevação de braço ou perna)
- Russian twists (giros russos)
- Elevação de pernas
- Super-homem - O exercício Super Homem é uma ótima adição ao seu treino de força e pode ajudar a fortalecer a região lombar, melhorar a postura e prevenir lesões.

Extra - Indicações de Treinos

Dia 11: Treino Dança

É **uma forma divertida e eficaz de se exercitar. Aqui estão alguns tipos de treinos de dança que você pode experimentar:**

1. **Zumba:** Inspirada em danças latinas, como salsa, merengue e reggaeton, a Zumba combina movimentos de dança com exercícios aeróbicos. É uma ótima maneira de queimar calorias, melhorar o condicionamento cardiovascular e aumentar a energia.
2. **Hip Hop:** Originário da cultura urbana, o hip hop é um estilo de dança enérgico e cheio de ritmo, que incorpora movimentos como batidas, isolamentos, efeitos de popping e locking. É uma excelente forma de expressão artística e também oferece um treino cardio intenso.
3. **Dança de Salão:** Inclui estilos como salsa, bachata, tango e samba. A dança de salão é divertida, social e oferece uma excelente oportunidade de trabalhar coordenação, equilíbrio e flexibilidade, enquanto tonifica músculos do corpo inteiro.
4. **Ballet Fitness:** Inspirado no ballet clássico, o ballet fitness combina movimentos graciosos com exercícios de força e flexibilidade. Ajuda a melhorar a postura, fortalecer os músculos do core, tonificar as pernas e os braços, além de promover a elegância e a graça.

Extra - Indicações de Treinos

Dia 11: Treino Dança

1. Aeróbica: Esta é uma dança energética que se concentra em movimentos de alto impacto para aumentar a frequência cardíaca e queimar calorias. Pode incluir coreografias simples e repetitivas, tornando-a acessível para todos os níveis de habilidade.
2. Dança do Ventre: Originária do Oriente Médio, a dança do ventre envolve movimentos suaves e fluidos dos quadris, abdominais, braços e mãos. É uma ótima maneira de fortalecer o core, melhorar a postura e aumentar a consciência corporal.
3. Jazzercise: Uma mistura de jazz, dança aeróbica e exercícios de resistência. Incorpora movimentos de dança divertidos e coreografias dinâmicas, proporcionando um treino completo que melhora o condicionamento físico, a coordenação e a flexibilidade.
4. Barre Fitness: Inspirado nos movimentos do ballet, pilates e yoga, o barre fitness utiliza uma barra para realizar exercícios de força e alongamento, focados nos músculos do core, pernas e glúteos. É uma excelente forma de tonificar o corpo de maneira graciosa e elegante.

Extra - Indicações de Treinos

Dia 5: Descanso/Recuperação

É comum incluir dias de descanso em um programa de exercícios para permitir a recuperação dos músculos. Descansar os músculos no quinto dia pode ser uma prática eficaz, especialmente se você estiver seguindo um programa de treinamento de força ou de alta intensidade. Durante o descanso, os músculos têm a oportunidade de se recuperar, reparar e crescer mais forte. Isso pode ajudar a prevenir lesões e a melhorar o desempenho geral ao longo do tempo. Lembre-se de que a frequência de descanso pode variar de acordo com a intensidade e a duração dos seus treinos, bem como com suas próprias necessidades individuais de recuperação.

Extra - Indicações de Treinos

Lembre-se de aquecer antes de iniciar qualquer treino e alongar ao final para ajudar na recuperação muscular. Adaptar os treinos às suas necessidades e capacidades individuais é fundamental para garantir segurança e eficácia

Lembre-se sempre de adaptar os exercícios ao seu nível de condicionamento físico e de consultar um profissional de saúde antes de iniciar qualquer programa de exercícios, especialmente se você tiver alguma condição médica pré-existente.

Cuidados

1. **Comece aos Poucos:** Não tente fazer mudanças drásticas de uma vez. Comece com pequenas alterações e vá progredindo gradualmente.
2. **Defina Metas Realistas:** Estabeleça metas alcançáveis e mensuráveis. Isso ajudará a manter a motivação e a acompanhar o progresso ao longo do tempo.
3. **Variedade é a Chave:** Mantenha seus treinos interessantes e desafiadores, alternando entre diferentes tipos de exercícios e atividades físicas.
4. **Escute seu Corpo:** Preste atenção aos sinais que seu corpo envia. Se sentir dor ou desconforto, diminua a intensidade do exercício ou pare e consulte um profissional de saúde, se necessário.
5. **Descanse Adequadamente:** O descanso é tão importante quanto o exercício. Certifique-se de incluir dias de descanso na sua rotina para permitir a recuperação muscular e evitar lesões.

Cuidados

1. **Alimentação Balanceada:** Mantenha uma alimentação equilibrada e nutritiva, com uma variedade de alimentos que forneçam os nutrientes necessários para sustentar seus treinos e manter a saúde em geral.
2. **Mantenha-se Hidratado:** Beba água suficiente ao longo do dia para manter-se hidratado, especialmente durante os treinos.
3. **Seja Consistente:** A consistência é fundamental para alcançar seus objetivos. Mantenha-se comprometido com sua rotina de exercícios e hábitos saudáveis, mesmo nos dias em que parecer mais difícil.
4. **Busque Suporte:** Procure apoio de amigos, familiares ou grupos de apoio online. Ter um sistema de apoio pode ajudar a mantê-lo motivado e responsável pelos seus objetivos.
5. **Aprecie o Processo:** Lembre-se de que a jornada para uma vida mais saudável é uma maratona, não uma corrida. Aprecie cada passo do processo e celebre suas conquistas ao longo do caminho.

Adaptando o Programa de Treino

À medida que você progride em seu programa de treino, sinta-se à vontade para ajustar a intensidade, duração e variedade dos exercícios para manter seu corpo desafiado e evitar o platô de emagrecimento. Você também pode explorar diferentes estilos de dança cardio, variar os exercícios localizados e adicionar mais peso ou repetições aos exercícios para membros superiores conforme sua força aumenta.

Com este programa de treino personalizado, você terá uma rotina variada e eficaz para alcançar seus objetivos de emagrecimento em casa, enquanto se diverte e trabalha diferentes partes do seu corpo. Lembre-se de escutar seu corpo e fazer ajustes conforme necessário para garantir uma prática segura e eficaz.

Conclusão: Alcançando seu Melhor Eu

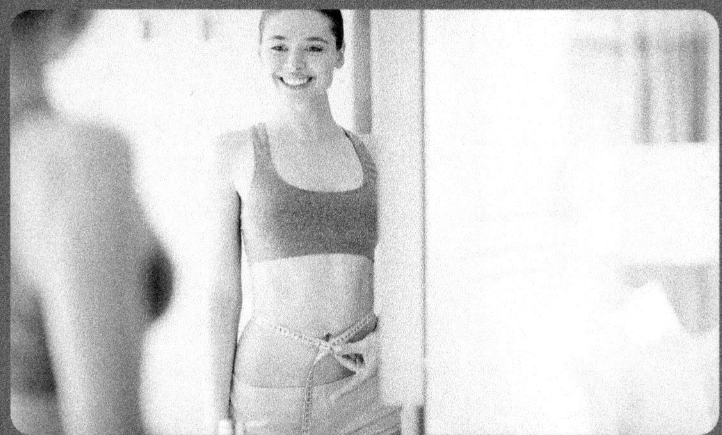

Chegamos ao fim deste livro, e espero que você tenha encontrado as informações e orientações úteis para iniciar e manter uma jornada bem-sucedida de emagrecimento em casa. Ao longo deste livro, exploramos uma variedade de tópicos, desde a importância do exercício físico até a nutrição adequada e o cuidado com o bem-estar.

Lembre-se sempre de que o caminho para alcançar seus objetivos de emagrecimento pode não ser fácil, mas é totalmente possível. Com dedicação, consistência e um plano sólido, você pode transformar seu corpo e sua saúde de maneira significativa.

Ao embarcar nesta jornada, lembre-se destas principais lições:

Seja Consistente: Mantenha-se comprometido com seu programa de exercícios e hábitos alimentares saudáveis. A consistência é a chave para alcançar resultados duradouros.

Ouça seu Corpo: Preste atenção aos sinais que seu corpo está enviando. Saiba quando descansar, quando intensificar seu treino e quando ajustar sua dieta.

Celebre as Pequenas Vitórias: Reconheça e comemore cada progresso que você faz, não importa o quão pequeno possa parecer. Cada passo na direção certa é motivo de celebração.

Mantenha-se Flexível: Esteja aberto a ajustar seu plano conforme necessário. A vida é imprevisível, e é importante ser flexível e adaptável em sua jornada de emagrecimento.

Cuide do seu Bem-Estar Geral: Lembre-se de que emagrecimento não se trata apenas de números na balança. Cuide do seu bem-estar mental, emocional e espiritual, pois todos esses aspectos são importantes para uma vida saudável e equilibrada.

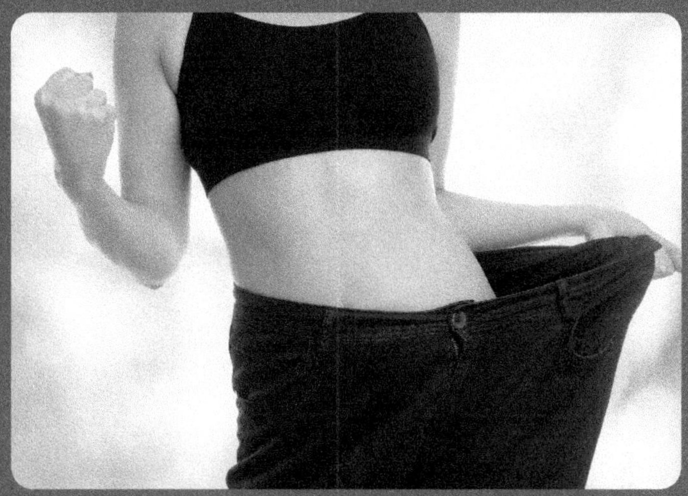

Ao final, saiba que você é capaz de alcançar seus objetivos de emagrecimento e criar a melhor versão de si mesmo. Continue seguindo seu caminho com determinação, paciência e auto-compassão.

Desejo a você todo o sucesso nesta jornada. Que você se torne a melhor versão de si mesmo e alcance todos os seus objetivos de saúde e bem-estar.

Com os melhores votos,
Autora Heliene Santos